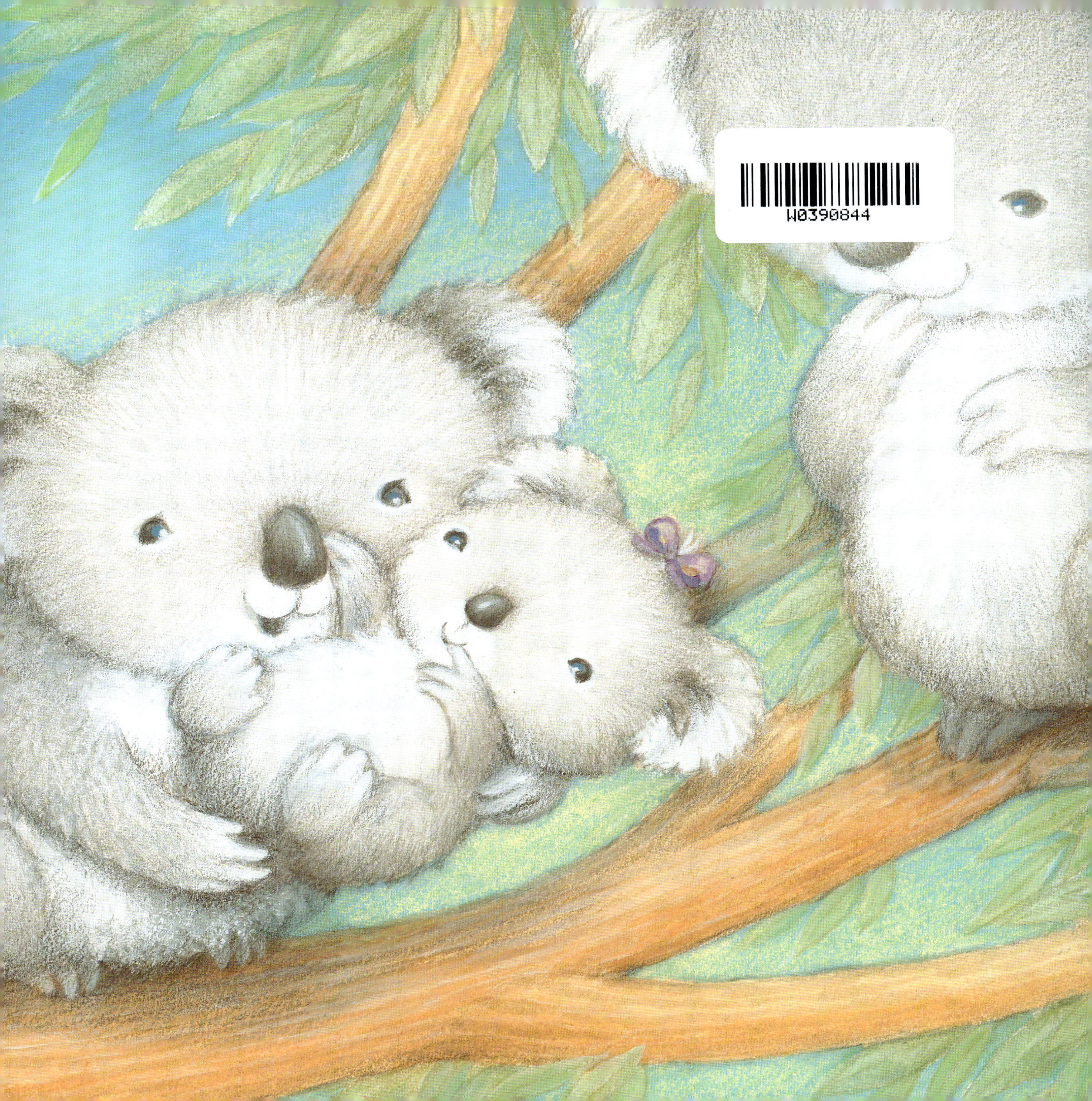

**SCM**

Stiftung Christliche Medien

SCM ist ein Imprint der SCM Verlagsgruppe, die zur
Stiftung Christliche Medien gehört, einer gemeinnützigen
Stiftung, die sich für die Förderung und Verbreitung christlicher
Bücher, Zeitschriften, Filme und Musik einsetzt.


SCM Verlag in der SCM Verlagsgruppe GmbH
Max-Eyth-Straße 41 | 71088 Holzgerlingen
Internet: www.scm-verlag.de; E-Mail: info@scm-verlag.de

Originally published in English under the title
*God Bless Our Baby*

Illustrated by Steve Whitlow
Published by arrangement with Thomas Nelson,
a division of HarperCollins Christian Publishing, Inc.

Satz und deutscher Text: Katrin Schäder, Velbert
Druck und Bindung: Finidr s.r.o.
Gedruckt in Tschechien
ISBN 978-3-417-28907-7
Bestell-Nr. 228.907

# BEI UNS ZU HAUSE GEHT'S BALD RUND

## Gott schenkt mir ein Geschwisterchen

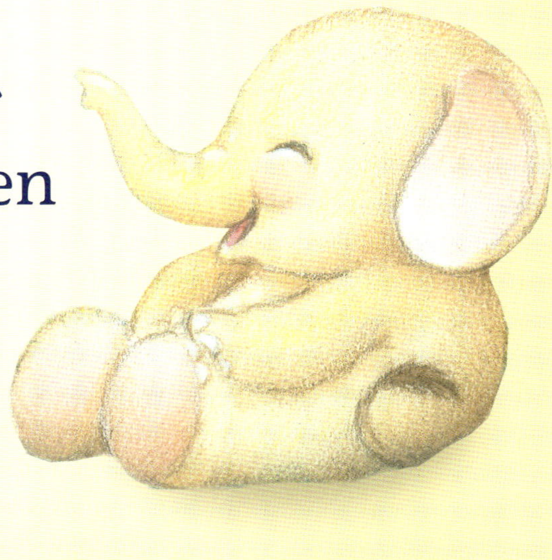

Hannah C. Hall | Steve Whitlow (Illustr.)
Deutsch von Katrin Schäder

SCM

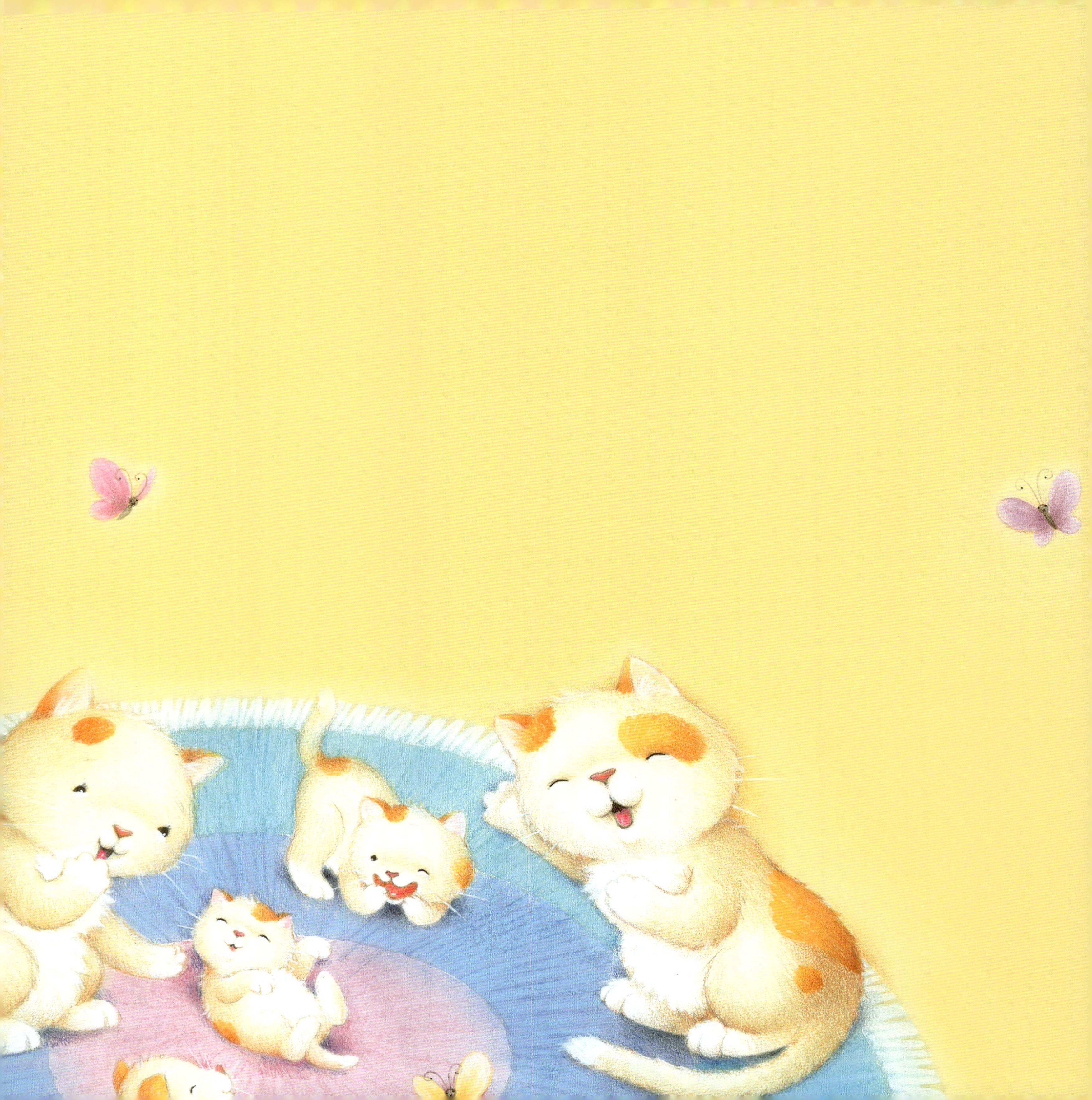

FÜR

VON

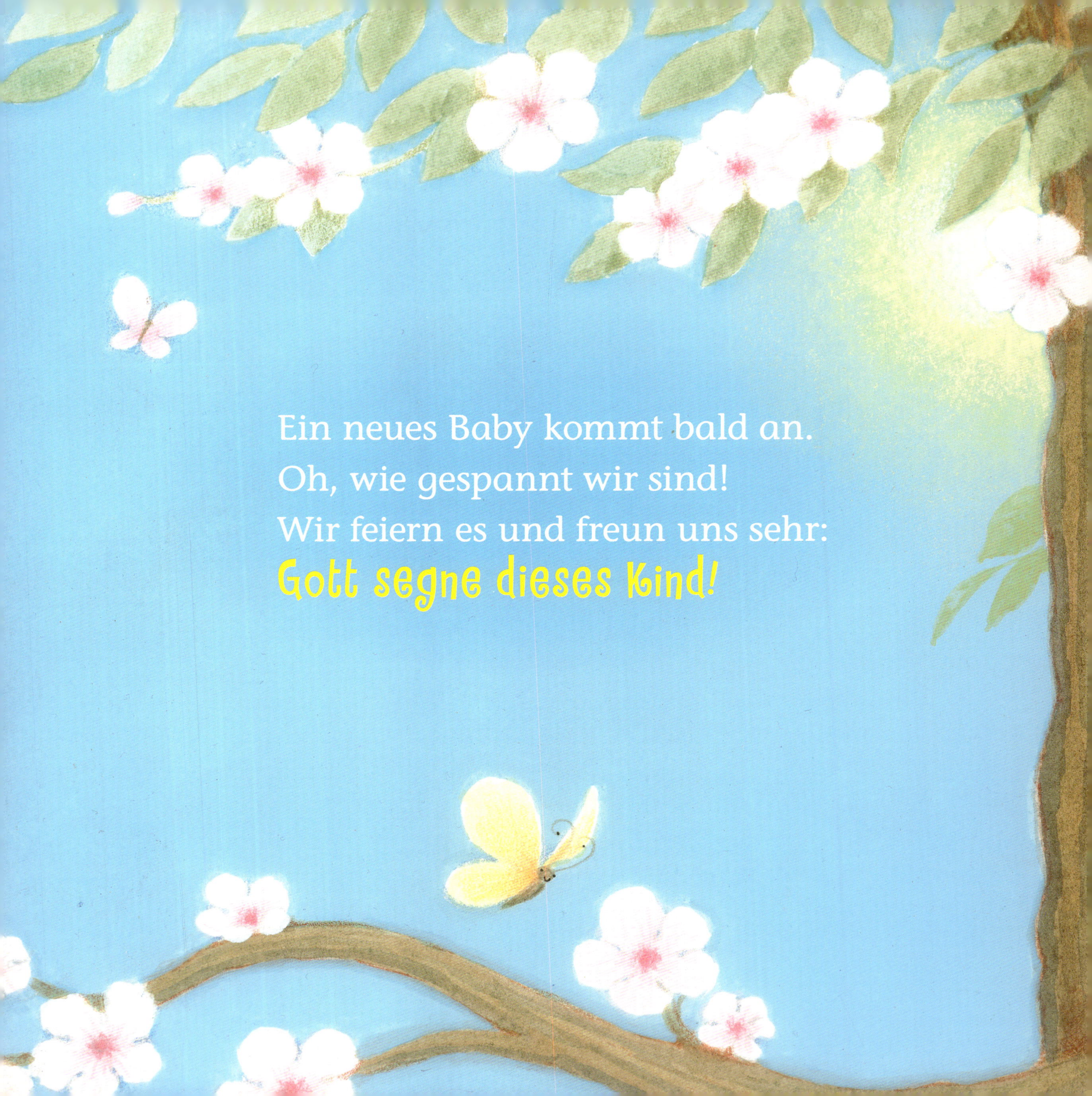

Ein neues Baby kommt bald an.
Oh, wie gespannt wir sind!
Wir feiern es und freun uns sehr:
**Gott segne dieses Kind!**

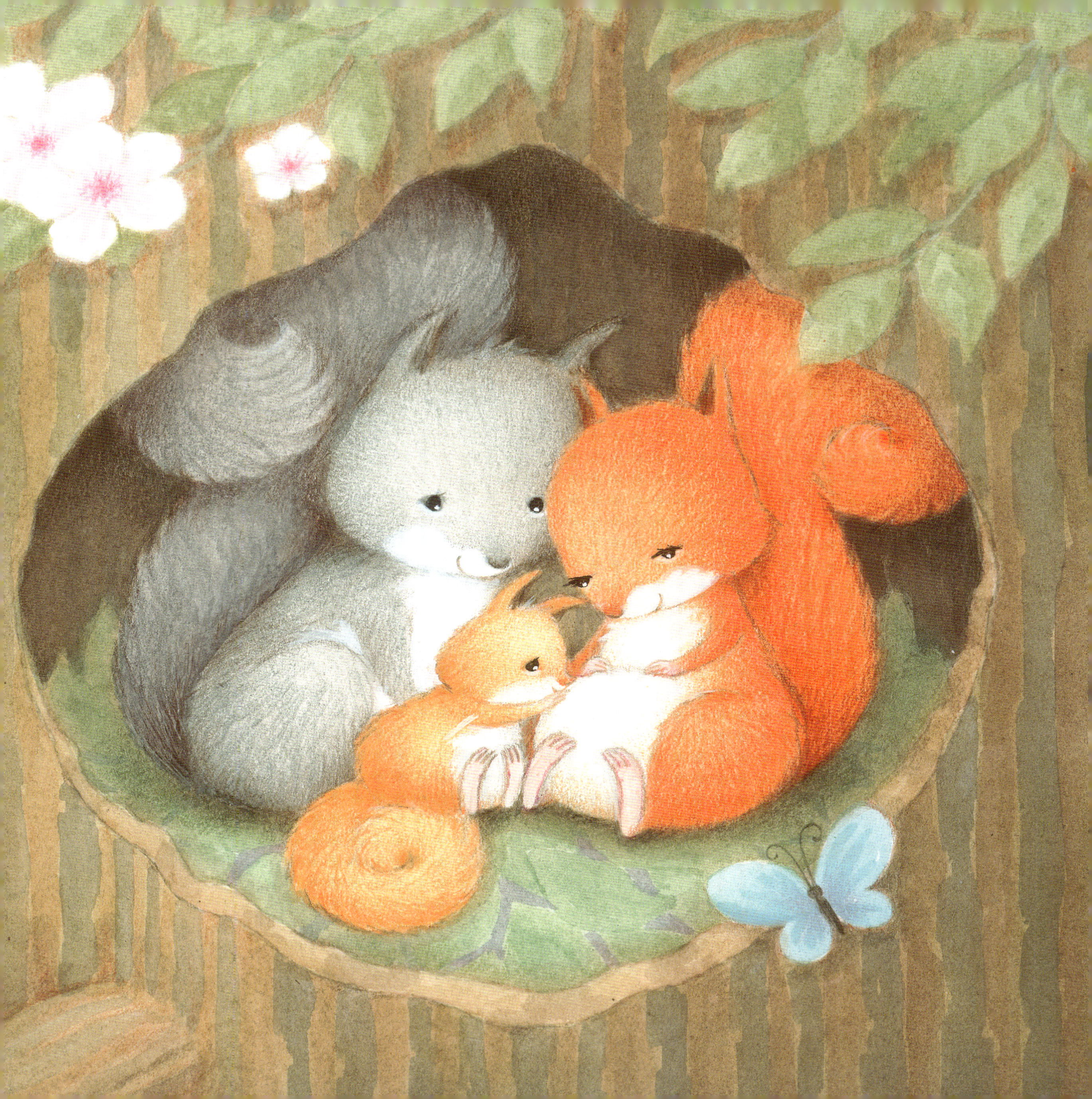

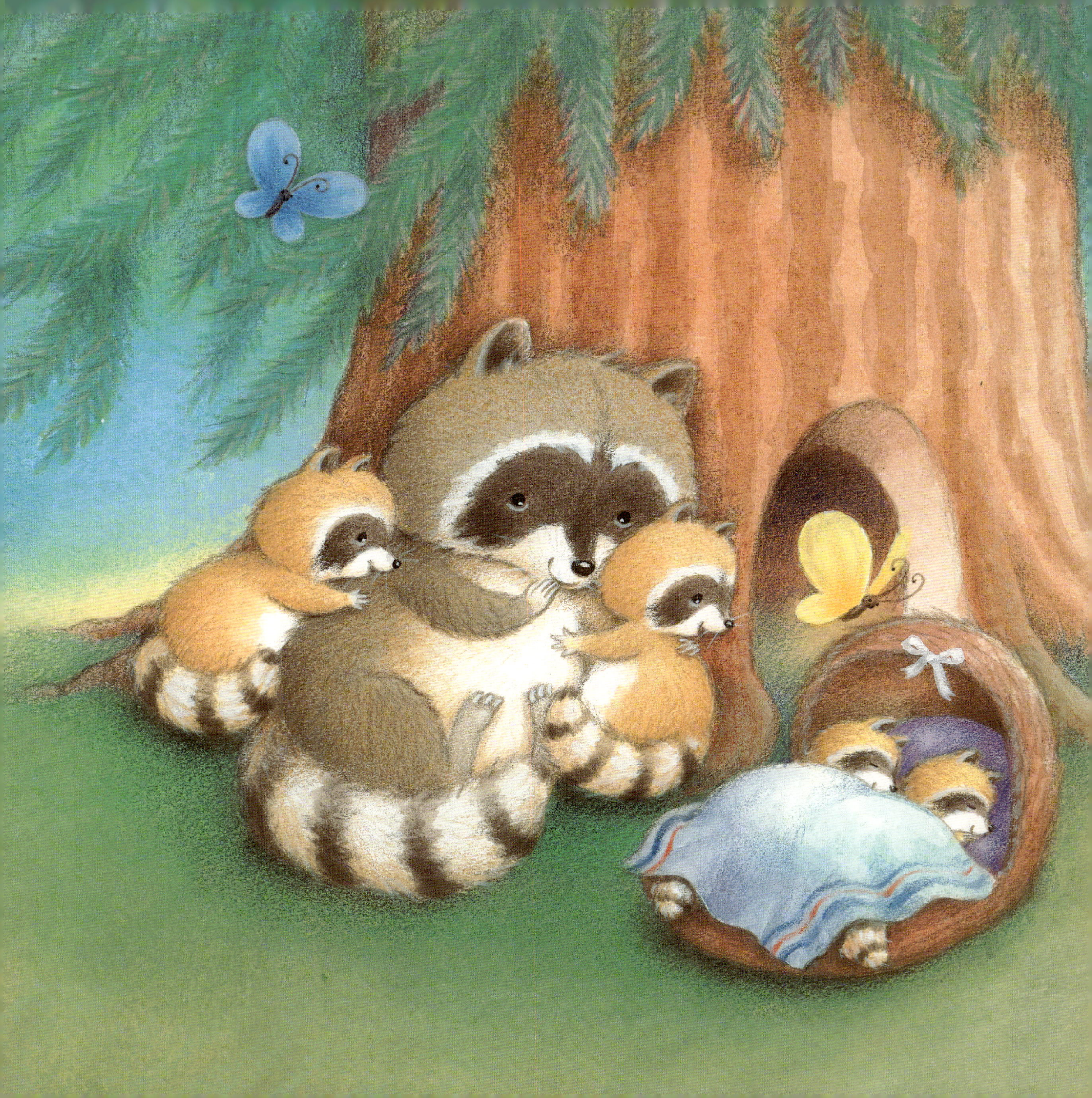

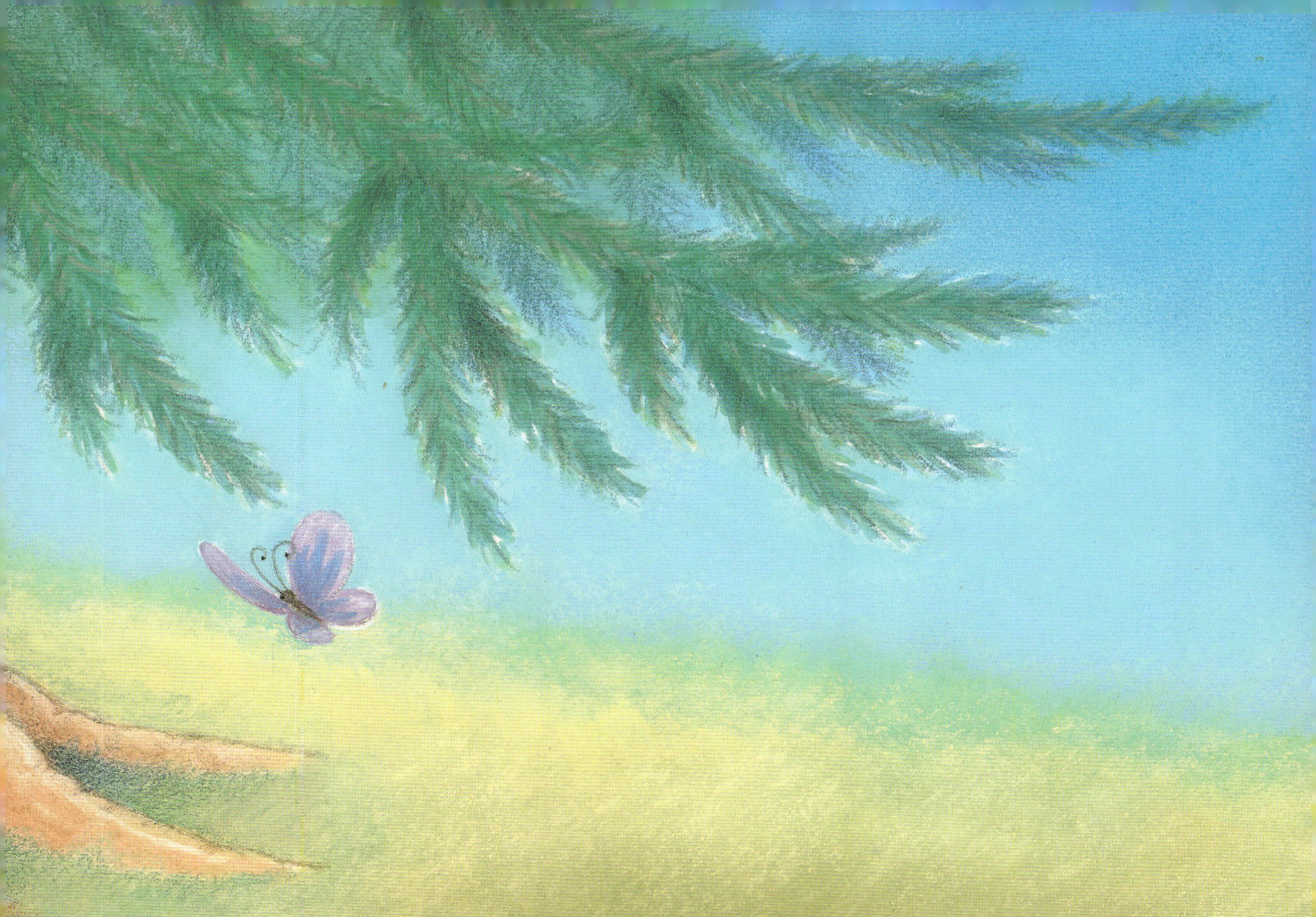

Die Babys schlafen. Psst! Ganz still,
sonst werden sie noch wach!
Nun **kuscheln wir** in Mamas Schoß,
das geht auch ohne Krach.

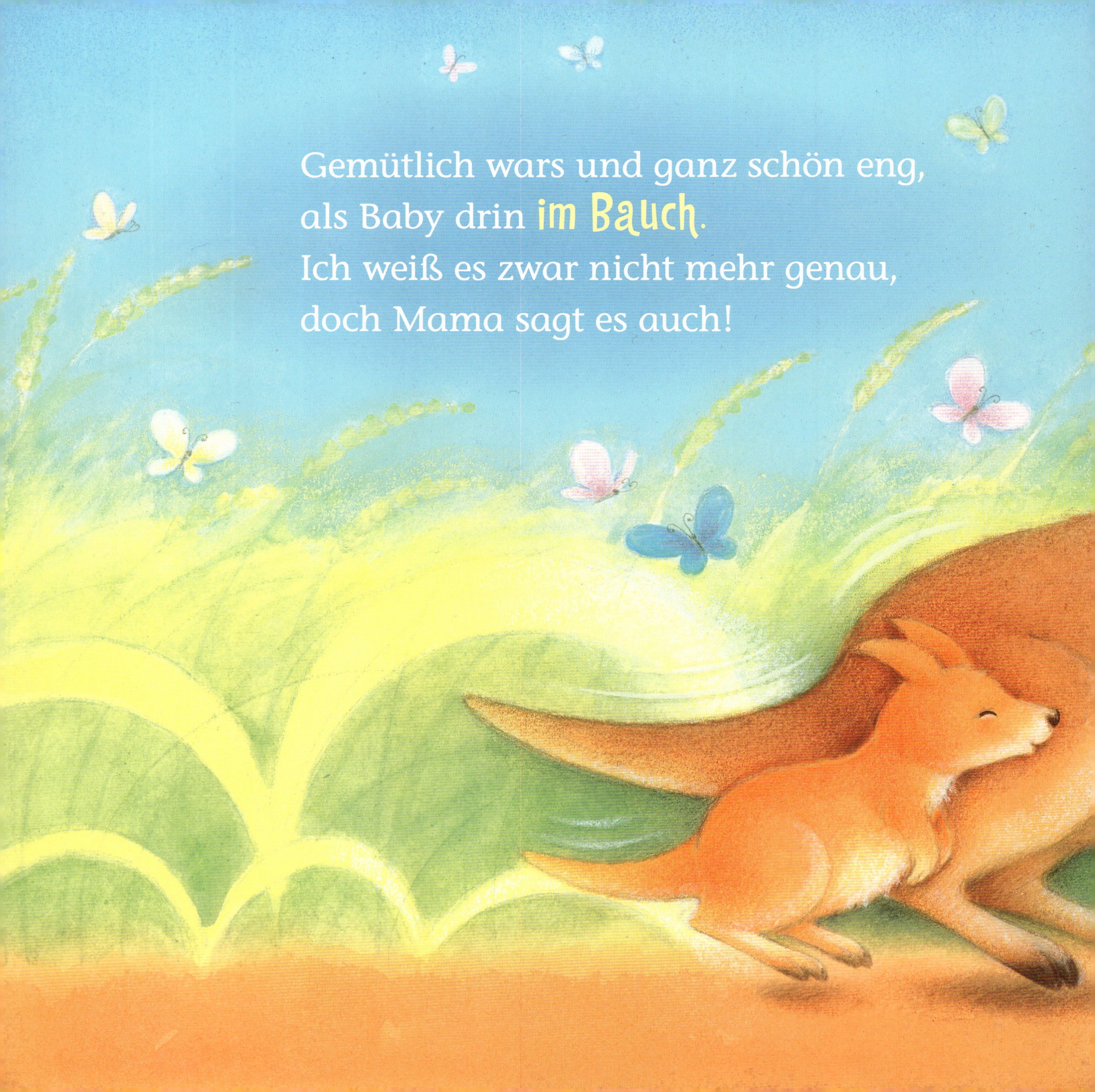

Gemütlich wars und ganz schön eng,
als Baby drin im Bauch.
Ich weiß es zwar nicht mehr genau,
doch Mama sagt es auch!

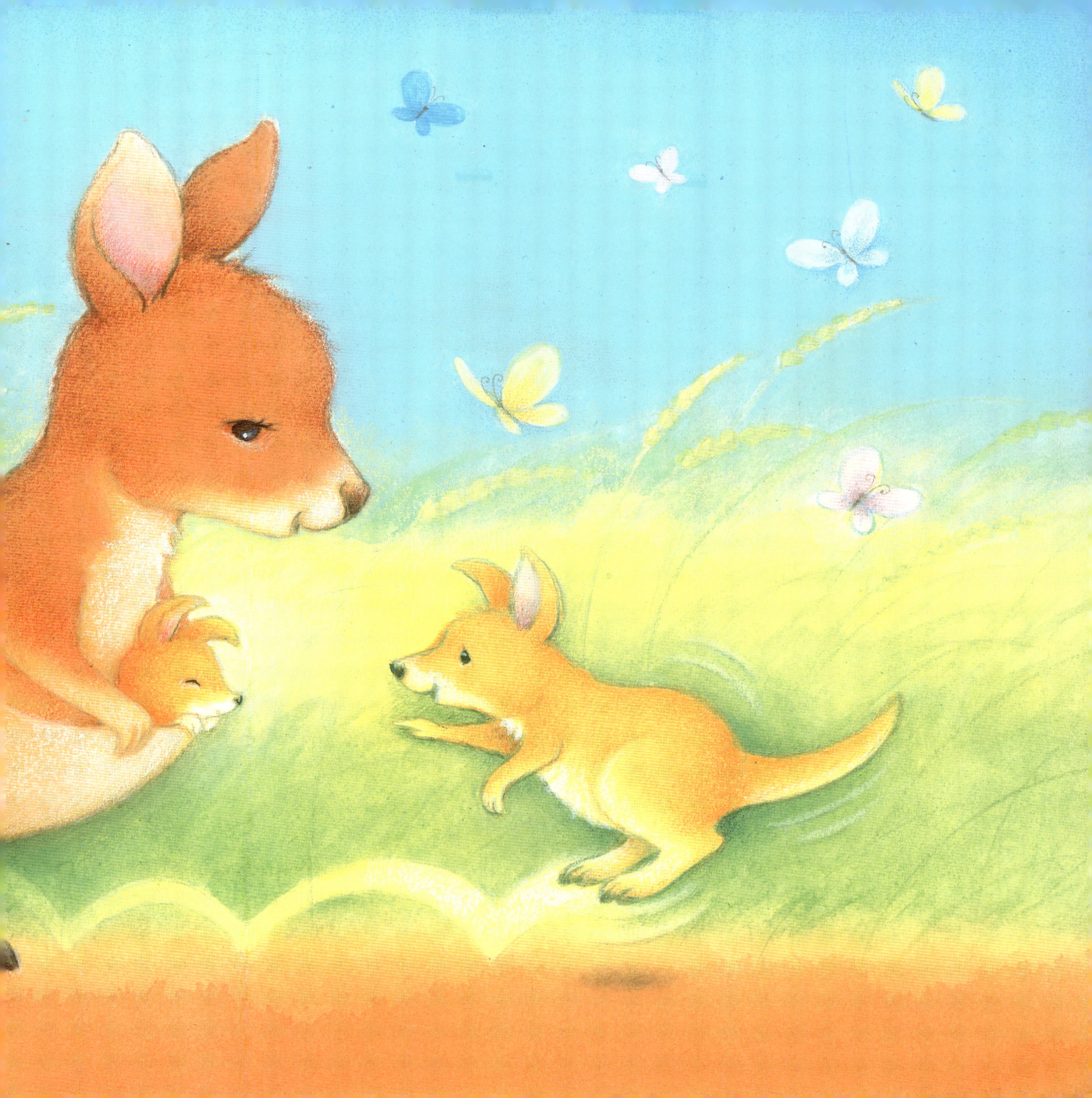

Wir haben uns von Herzen lieb,
und das hat seinen Grund:
Gott stellte uns zusammen als
Familie Kunterbunt.

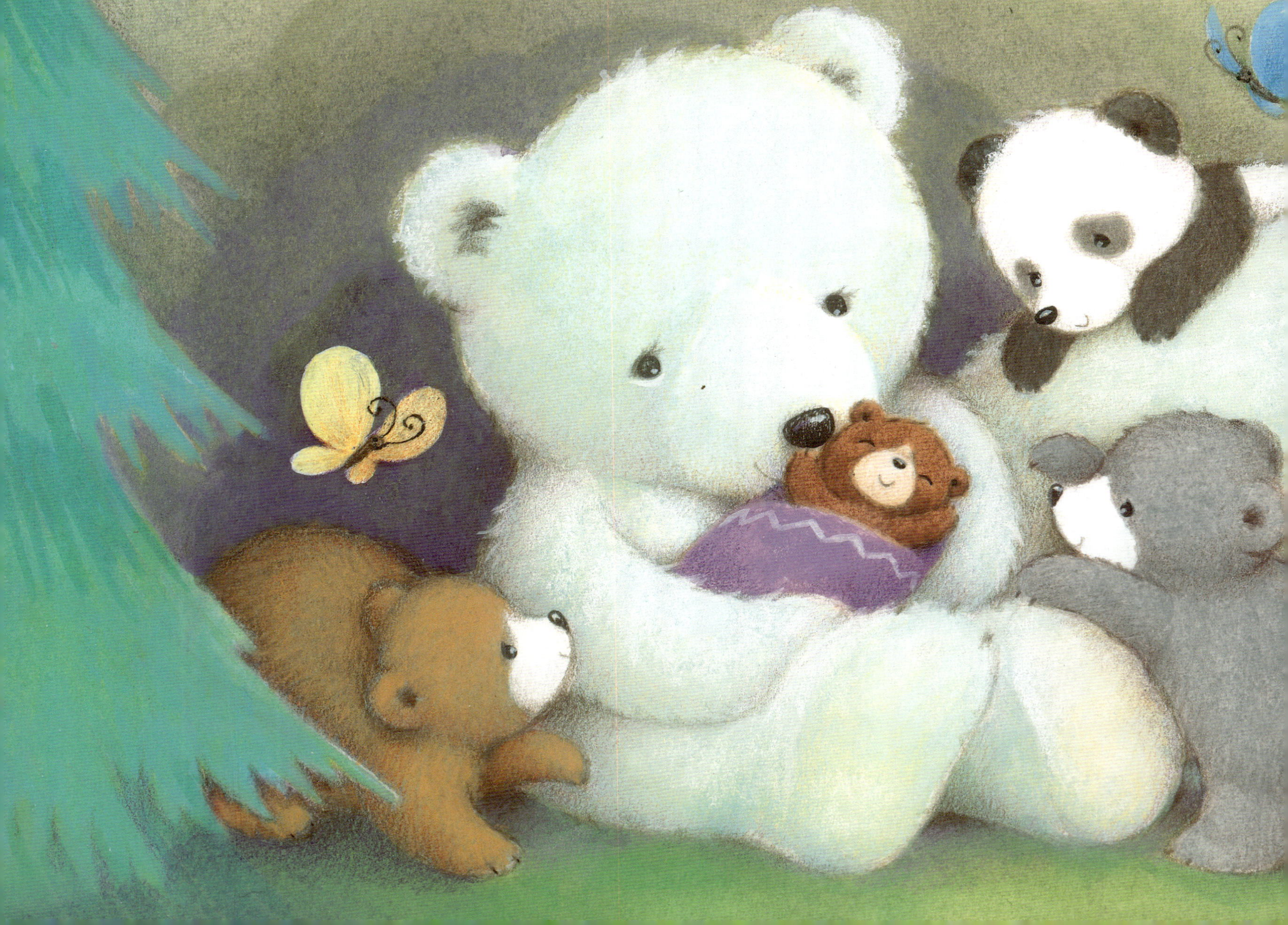

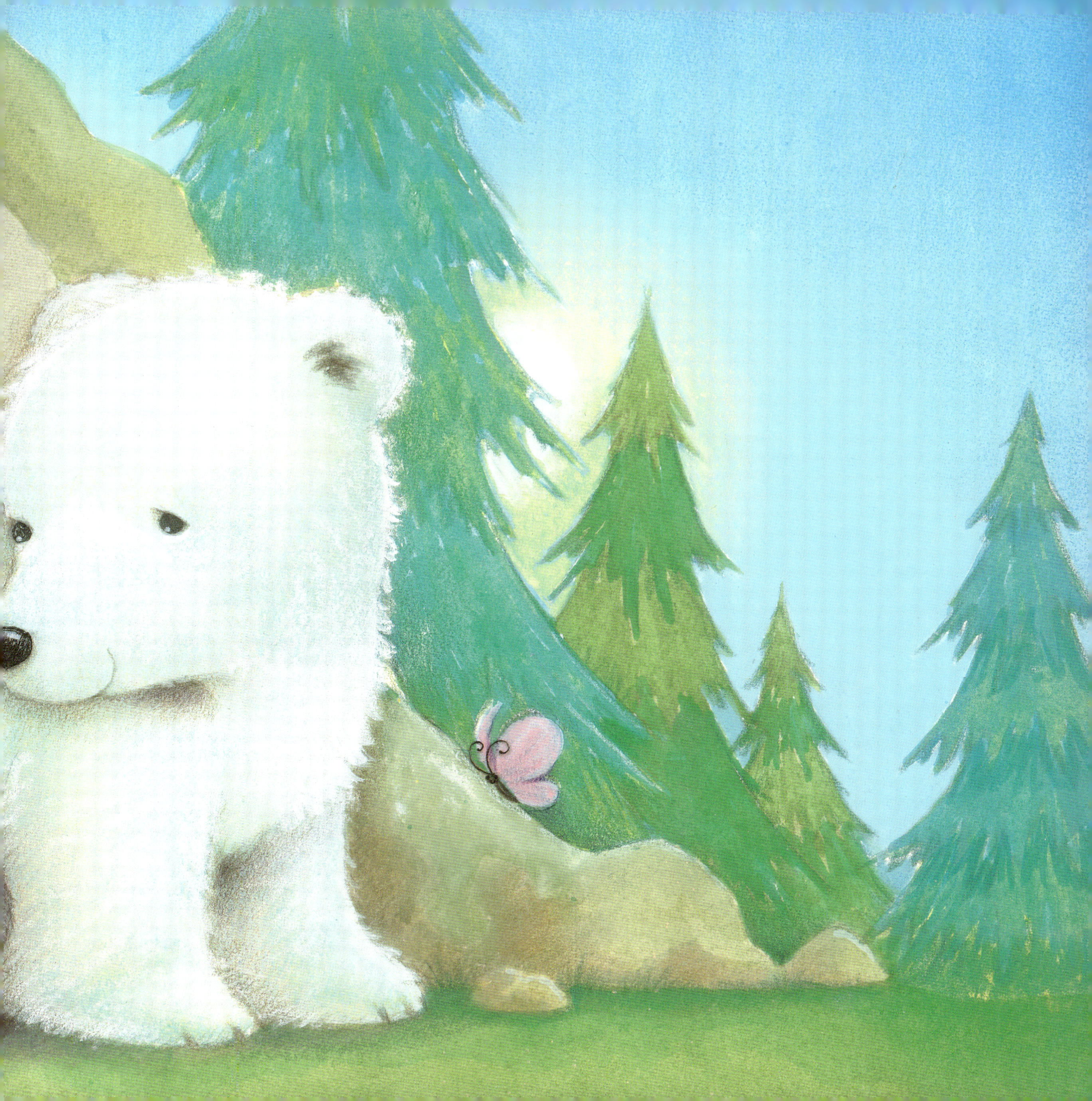

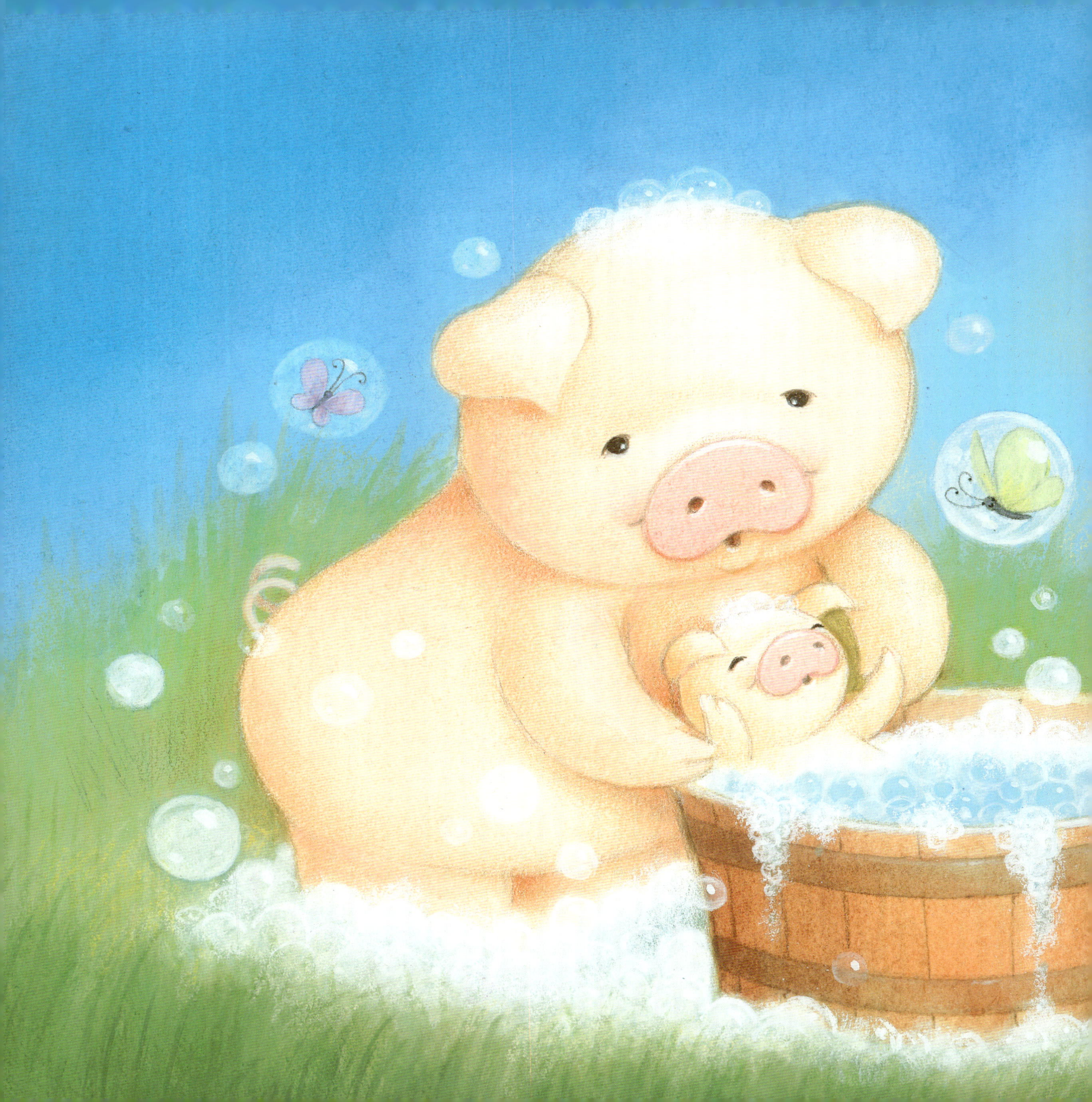

Das Baby zappelt, quiekt und lacht,
fast wie ein kleines Schwein.
Da muss ich **ihm schnell helfen**, das
schafft Papa nicht allein.

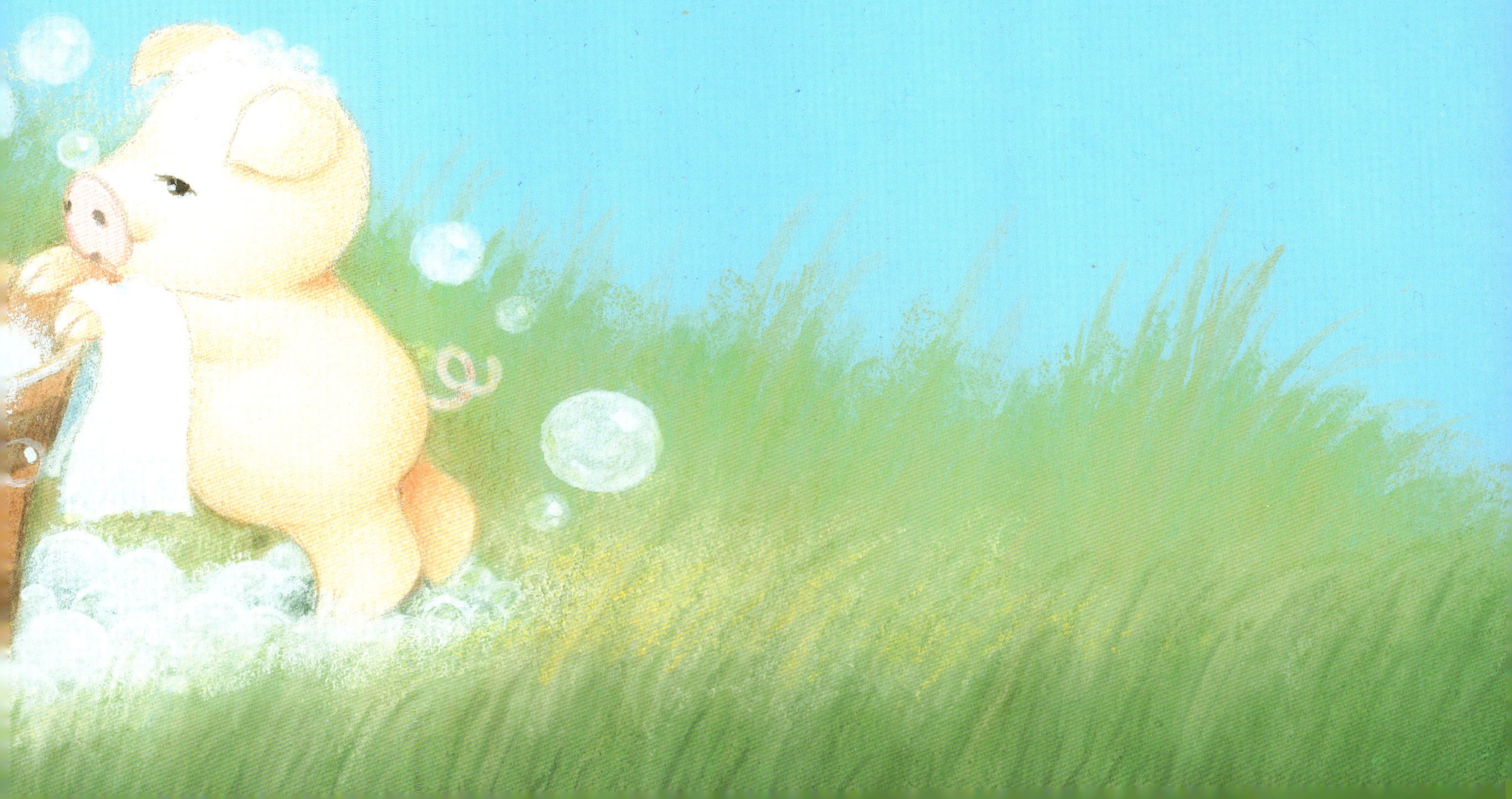

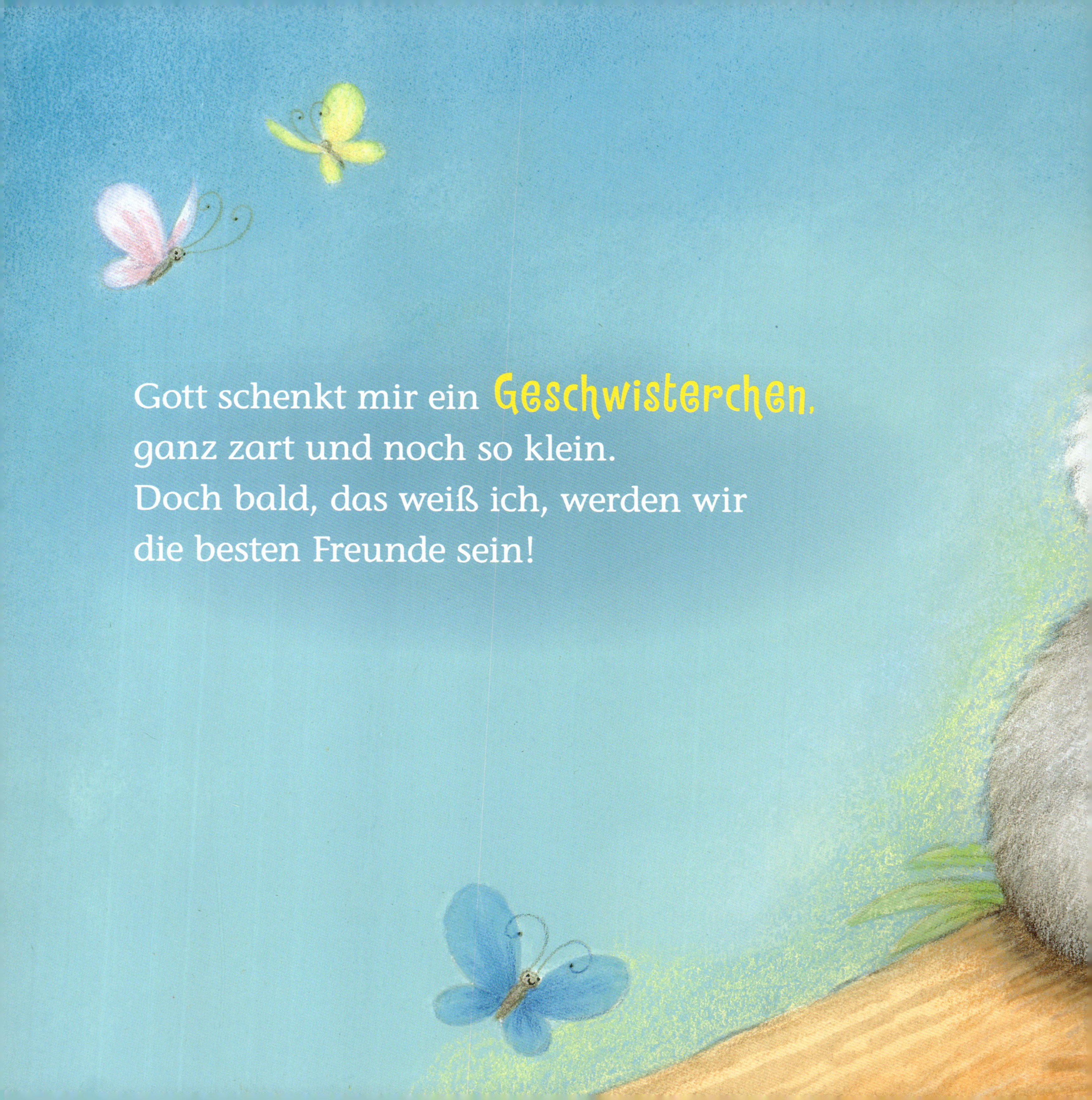

Gott schenkt mir ein Geschwisterchen,
ganz zart und noch so klein.
Doch bald, das weiß ich, werden wir
die besten Freunde sein!

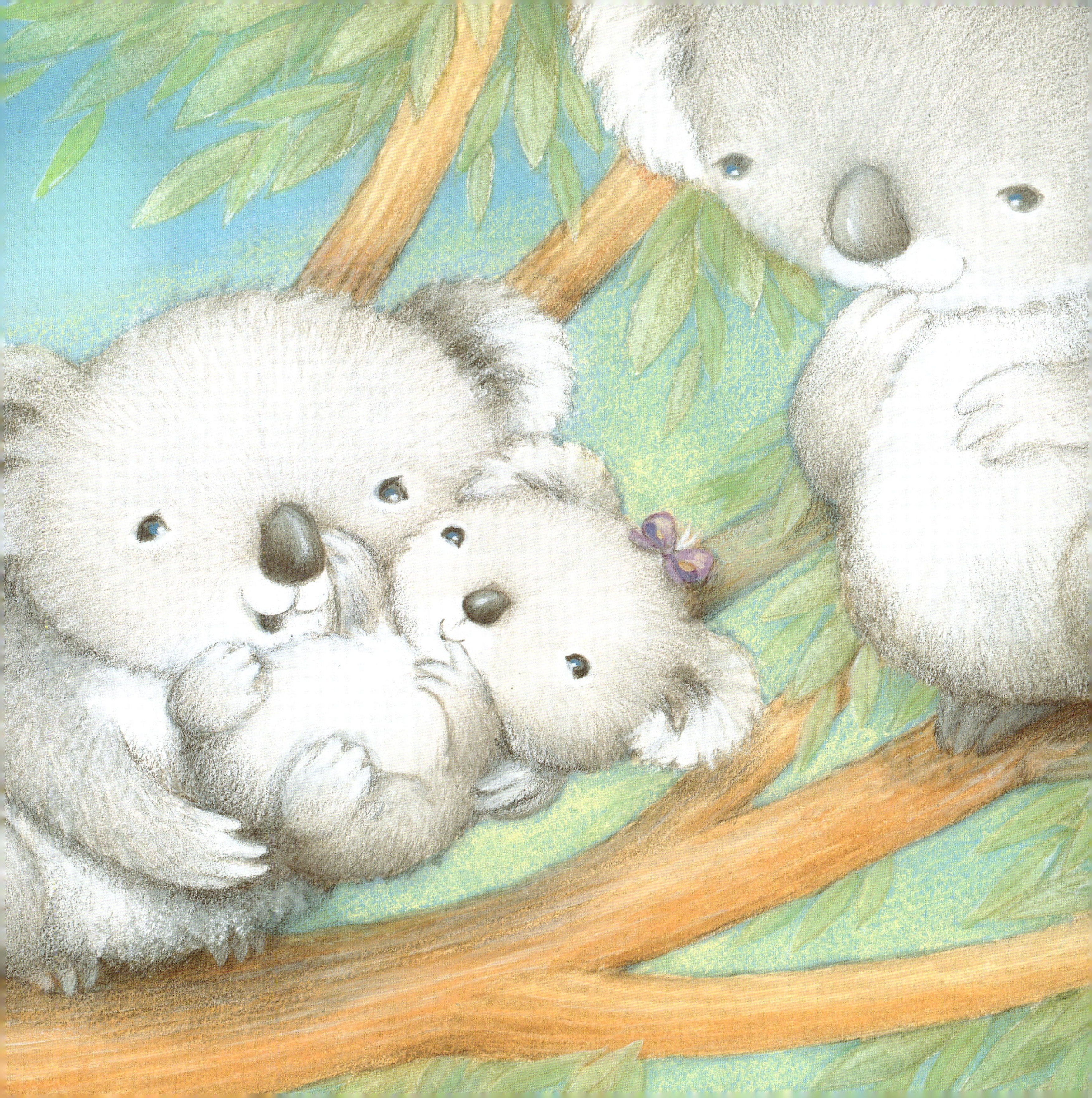

Wir machen mit dem Baby Quatsch
und haben Spaß wie nie.
Wenn Mama **kille-kille** macht,
dann kichert es: **Hi-hi!**

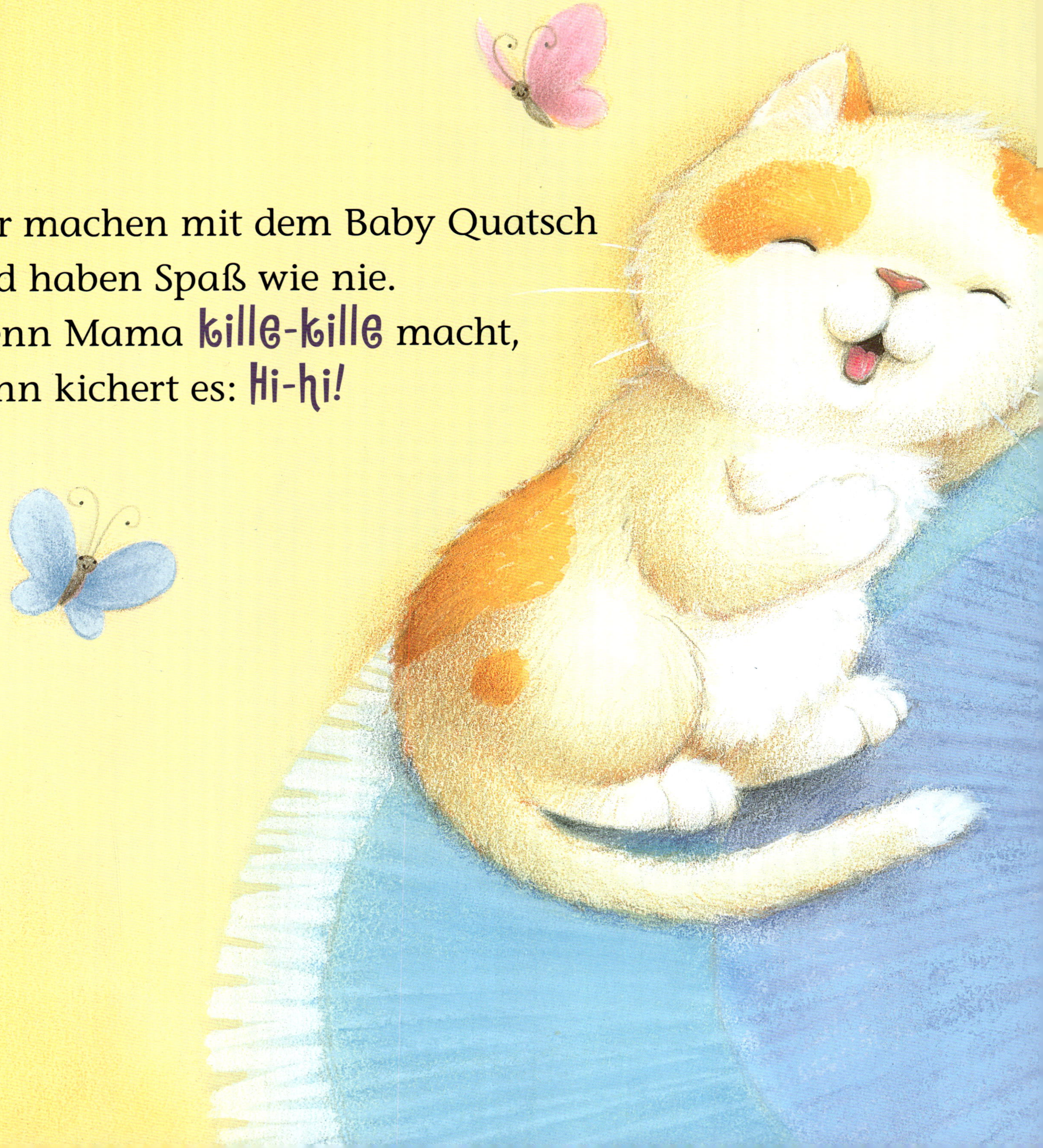

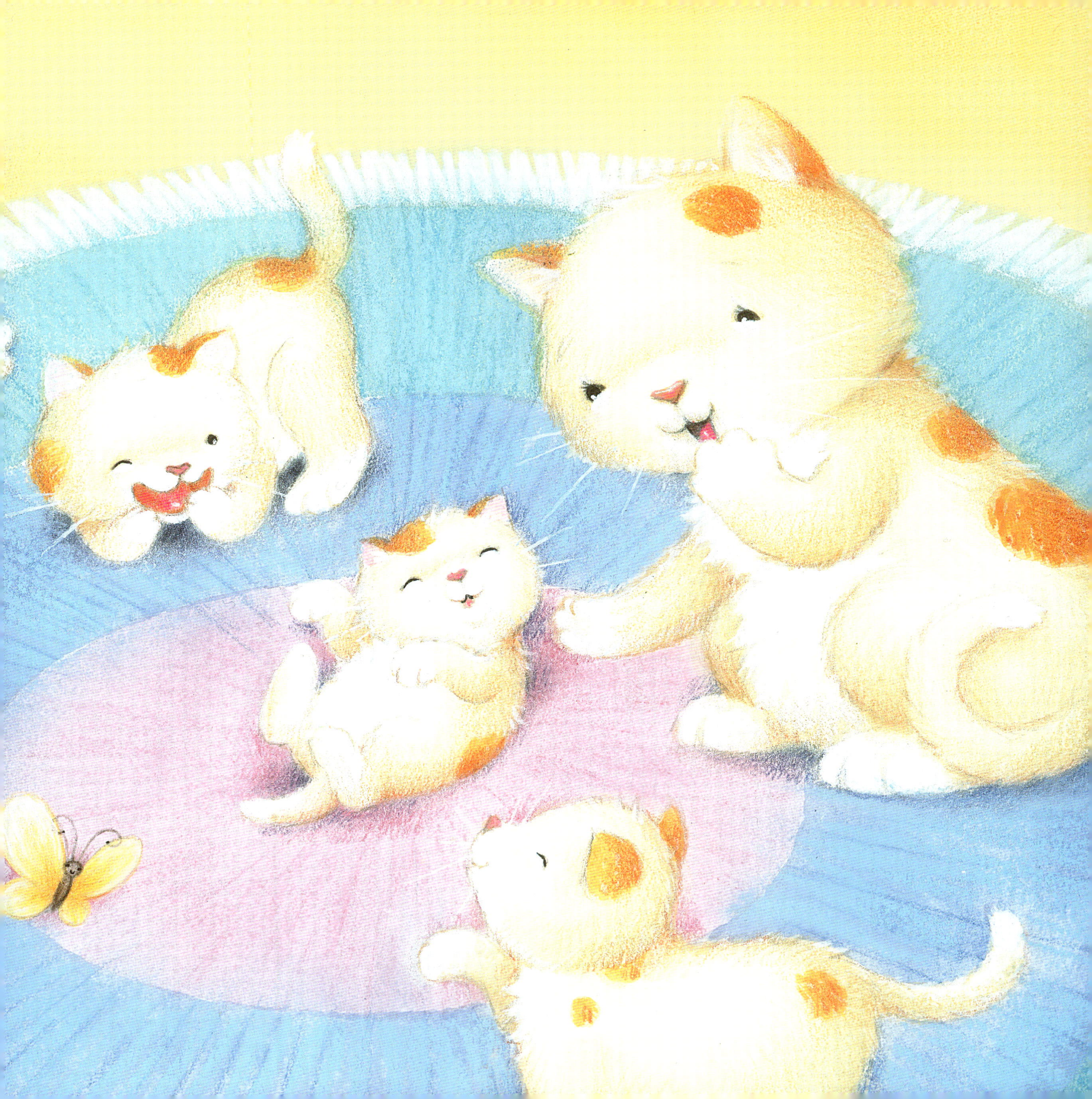

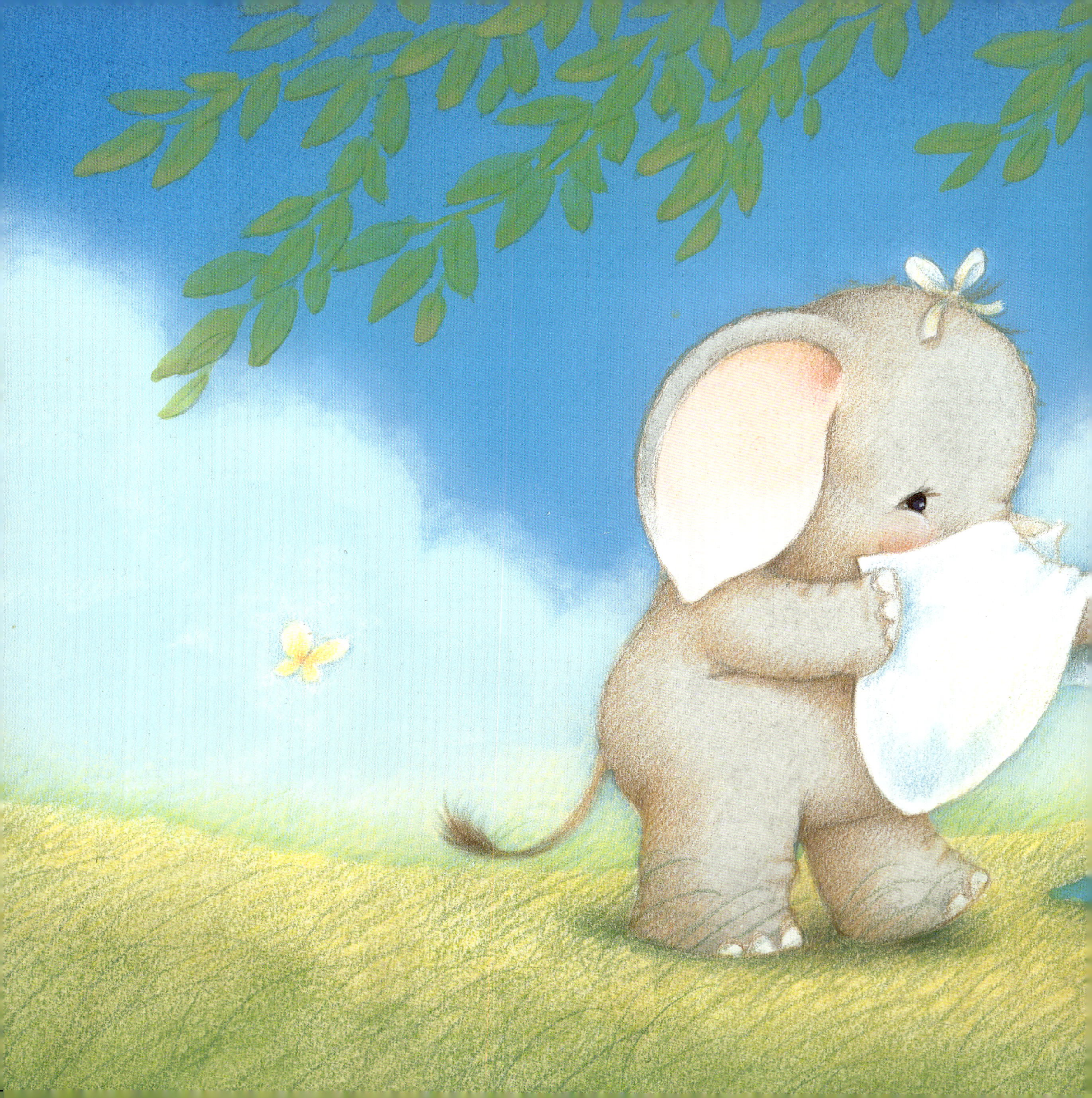

Jetzt hab ich plötzlich viel zu tun:
Ich zähle seine Zeh'n.
Und wie man „Kuckuck" spielt, das wird
das Baby schnell verstehn.

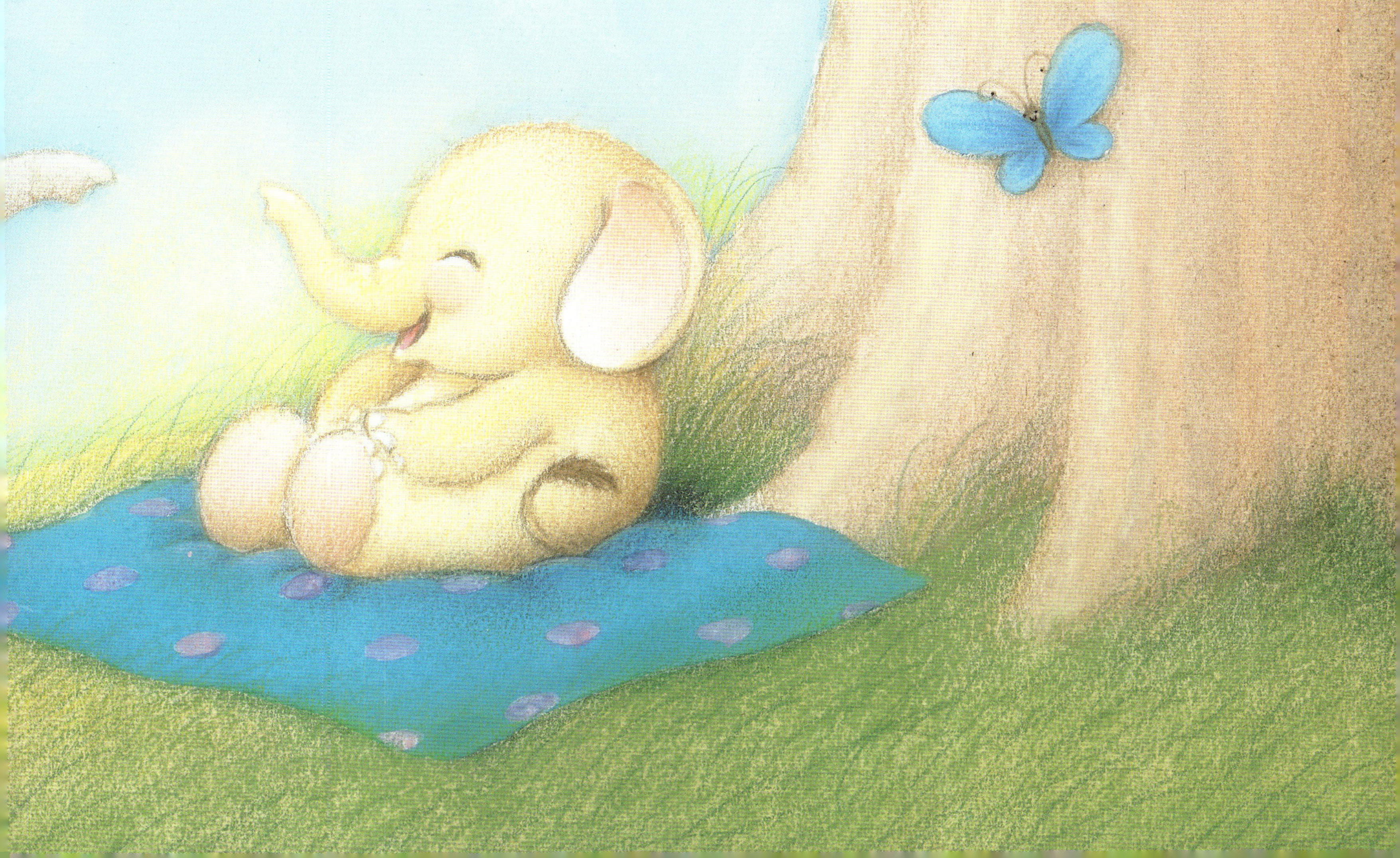

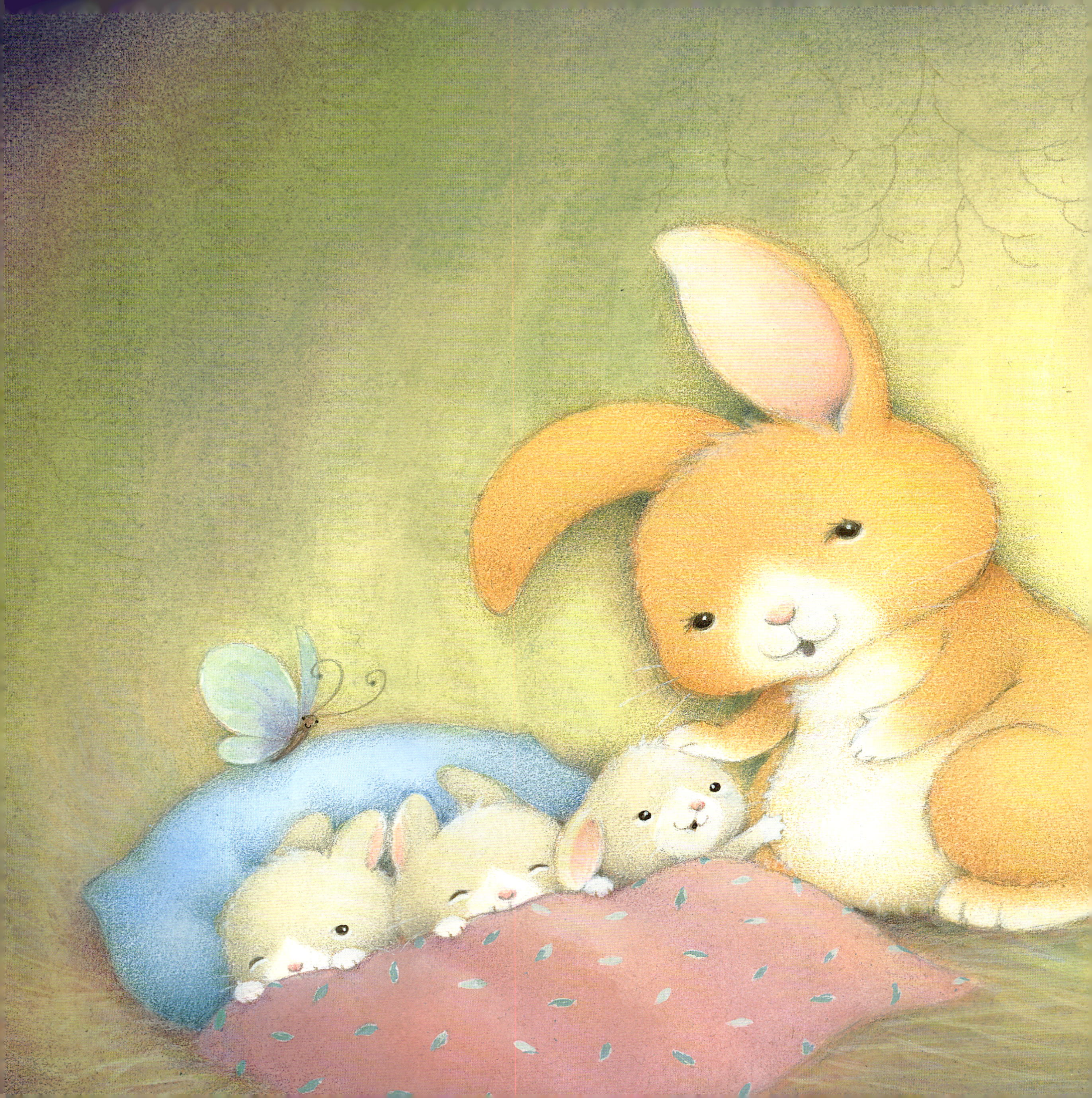

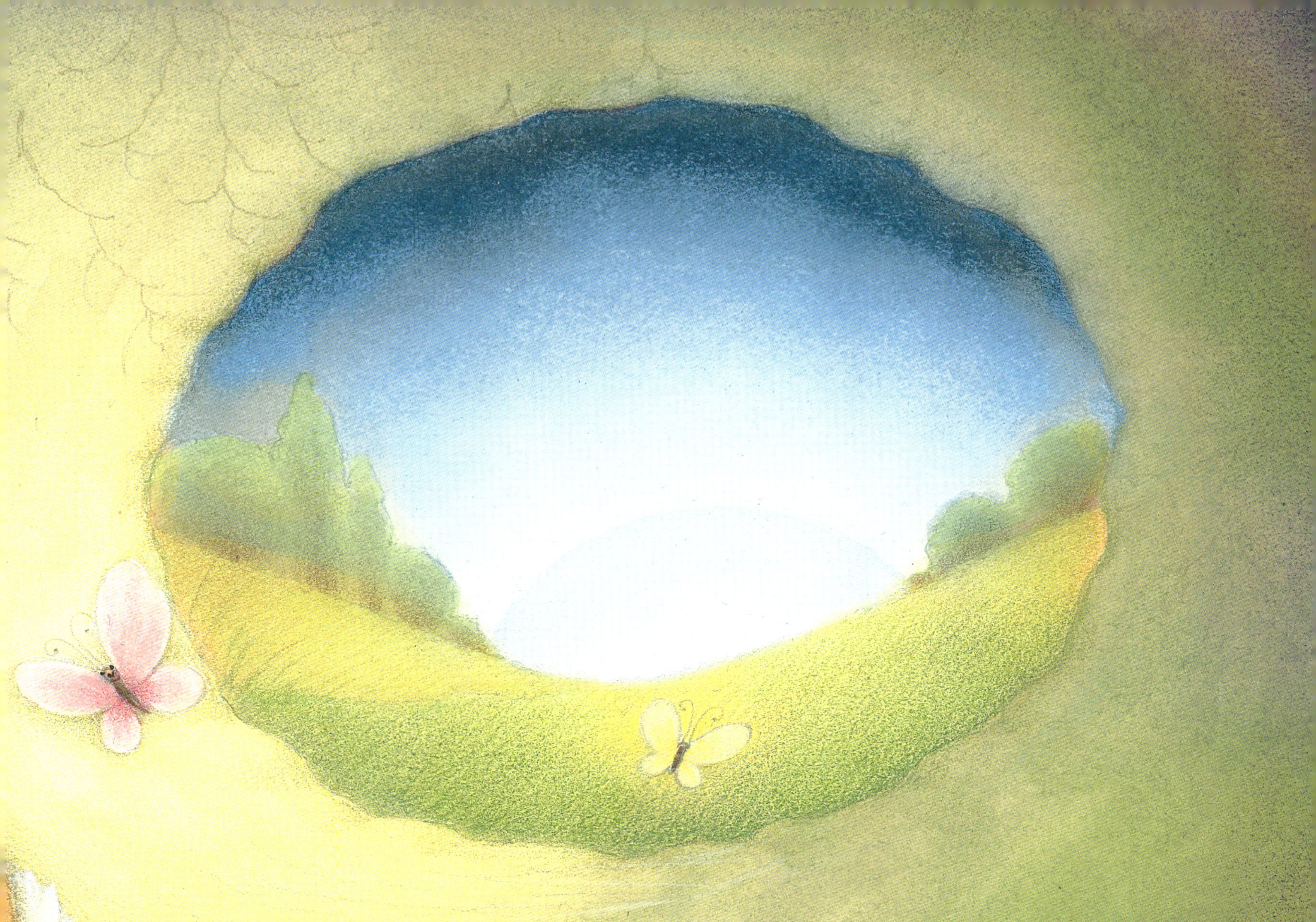

Nun such ich noch ein Schlaflied aus,
wie ich das manchmal tu.
Das Baby drin in Mamas Bauch,
das hüpft im Takt dazu.

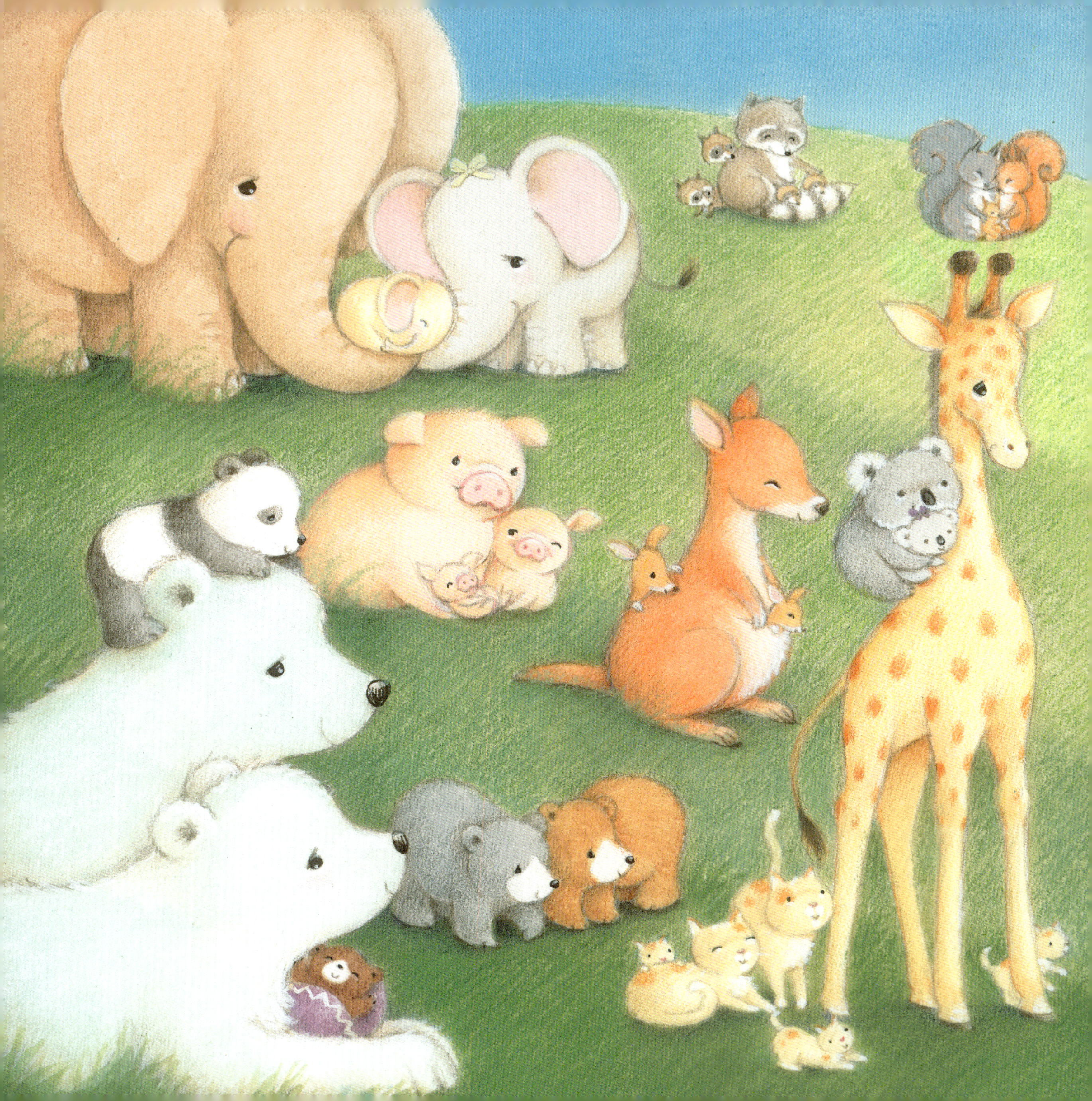

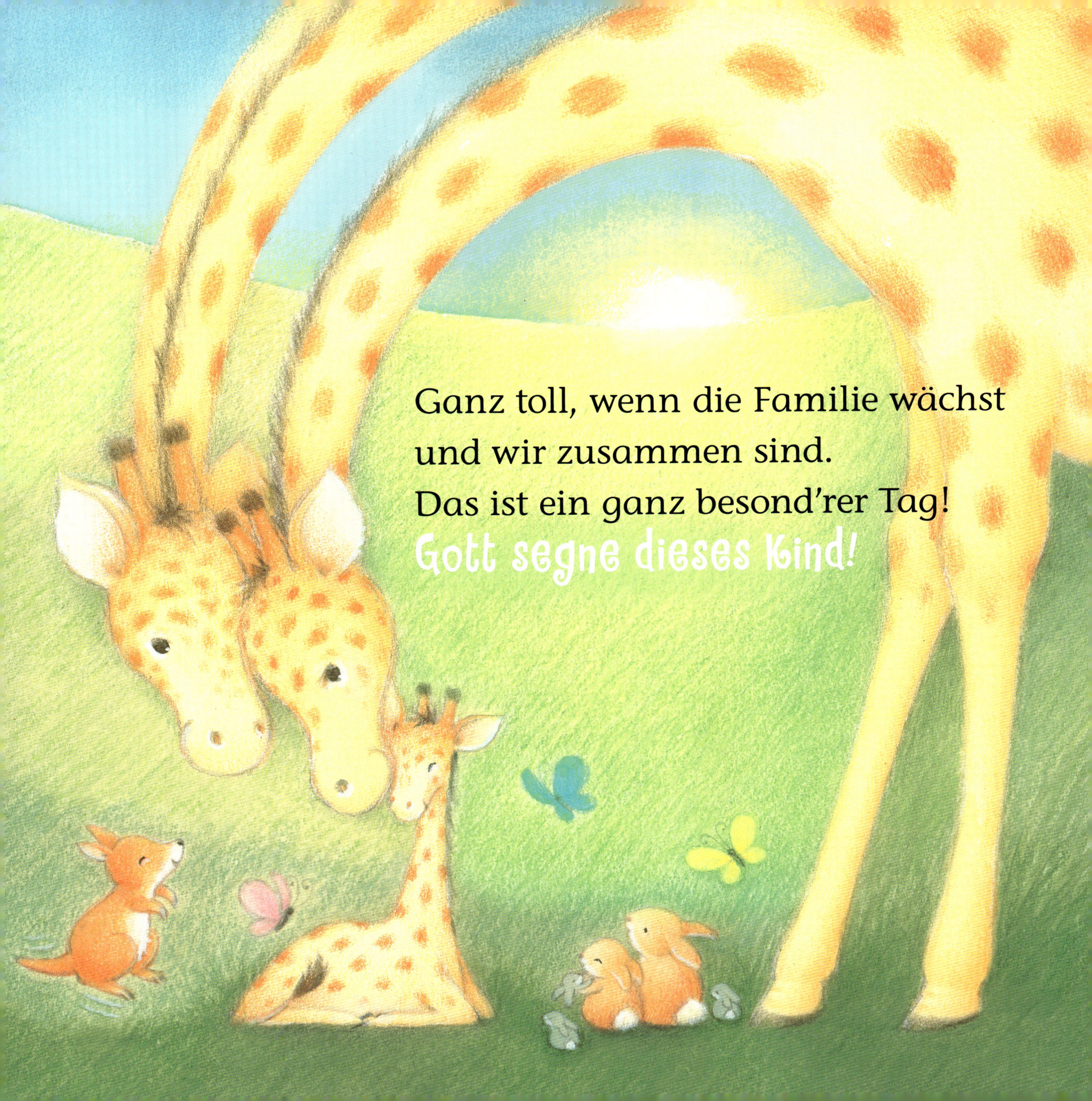

Ganz toll, wenn die Familie wächst
und wir zusammen sind.
Das ist ein ganz besond're Tag!
**Gott segne dieses Kind!**

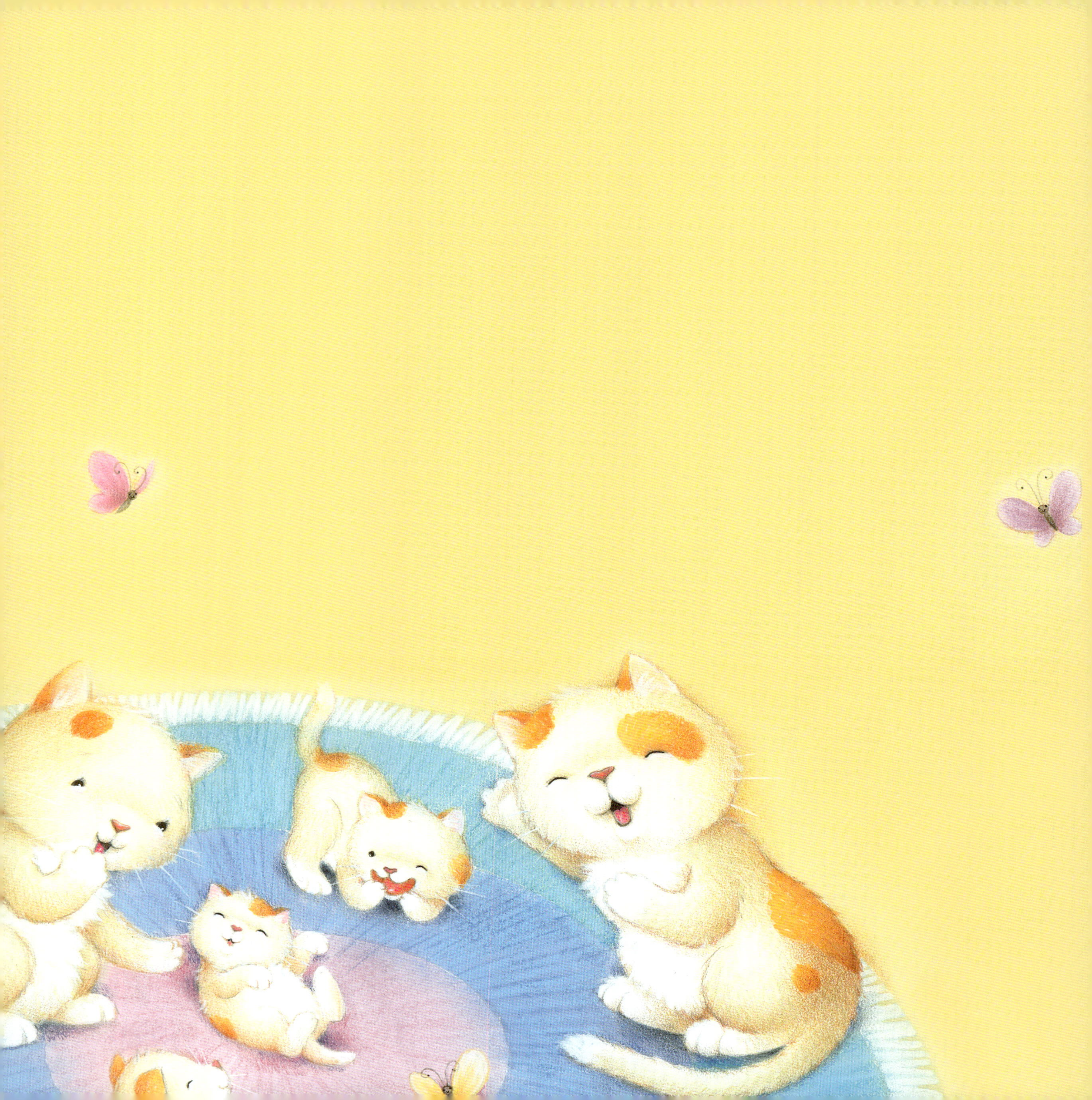

# DAS BIN ICH … mit meinem Geschwisterchen.

Hier kannst du ein Foto
von euch beiden hinkleben,
wenn du magst.

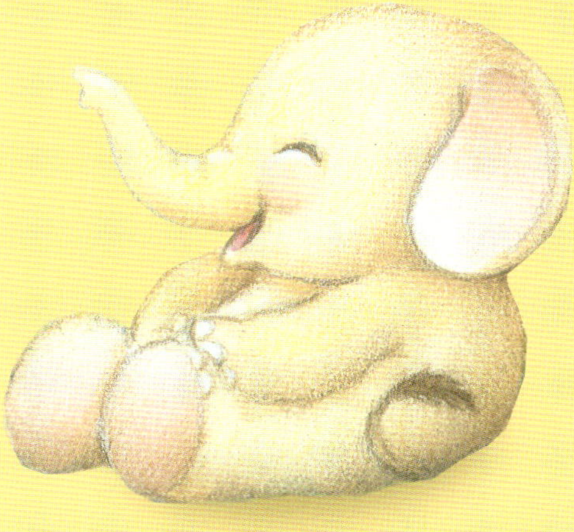

Es heißt ______________________________

Als es am ____________ auf die Welt kam,

war es _________ Gramm schwer.

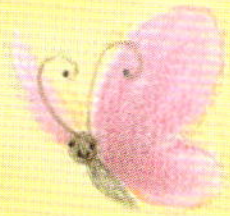

Das gefällt mir am besten an ihm:

______________________________________

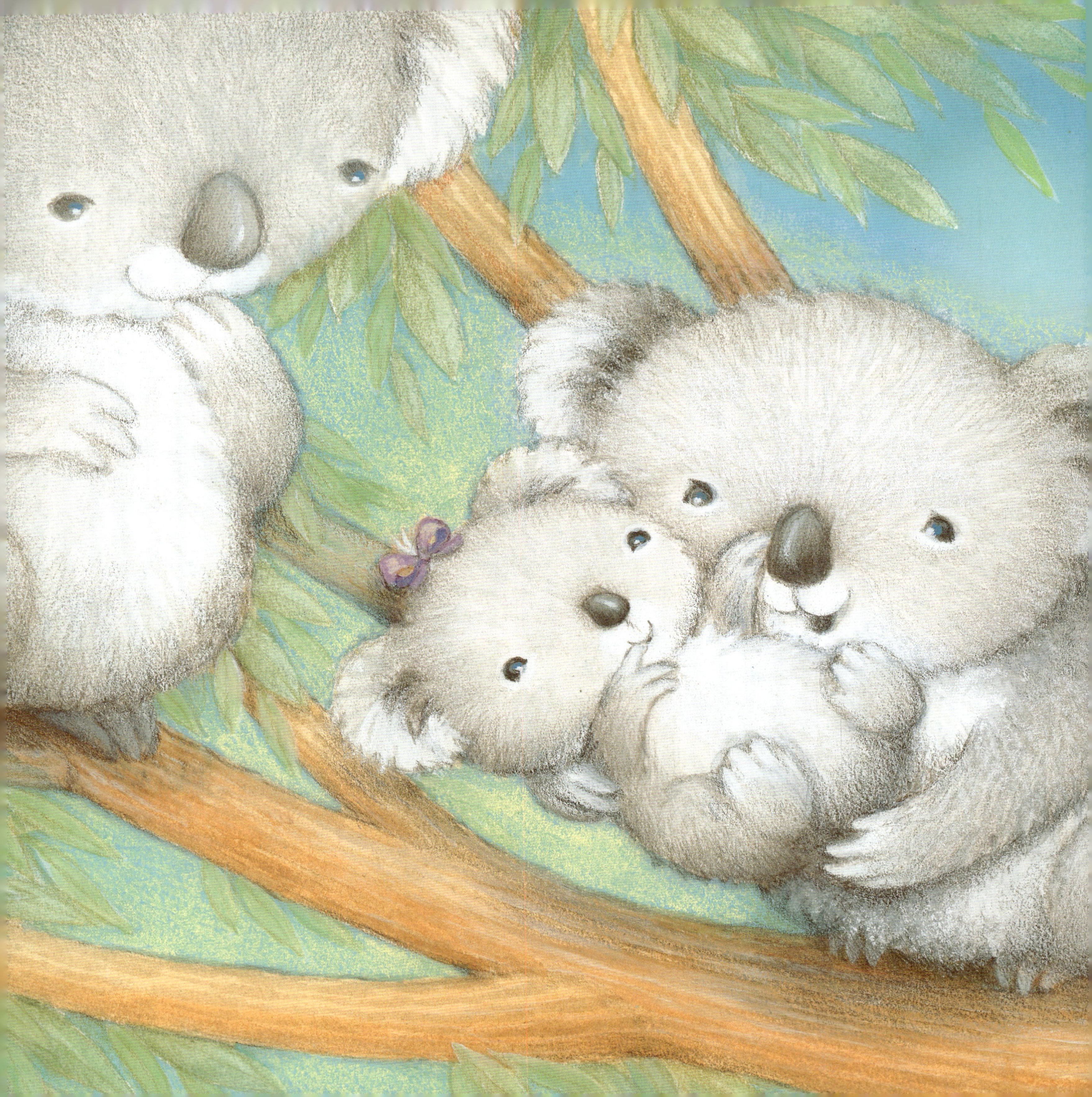